참으로 놀랍고 아름다운 일

아가 마중

박완서 글

김재홍 그림

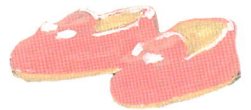

한울림

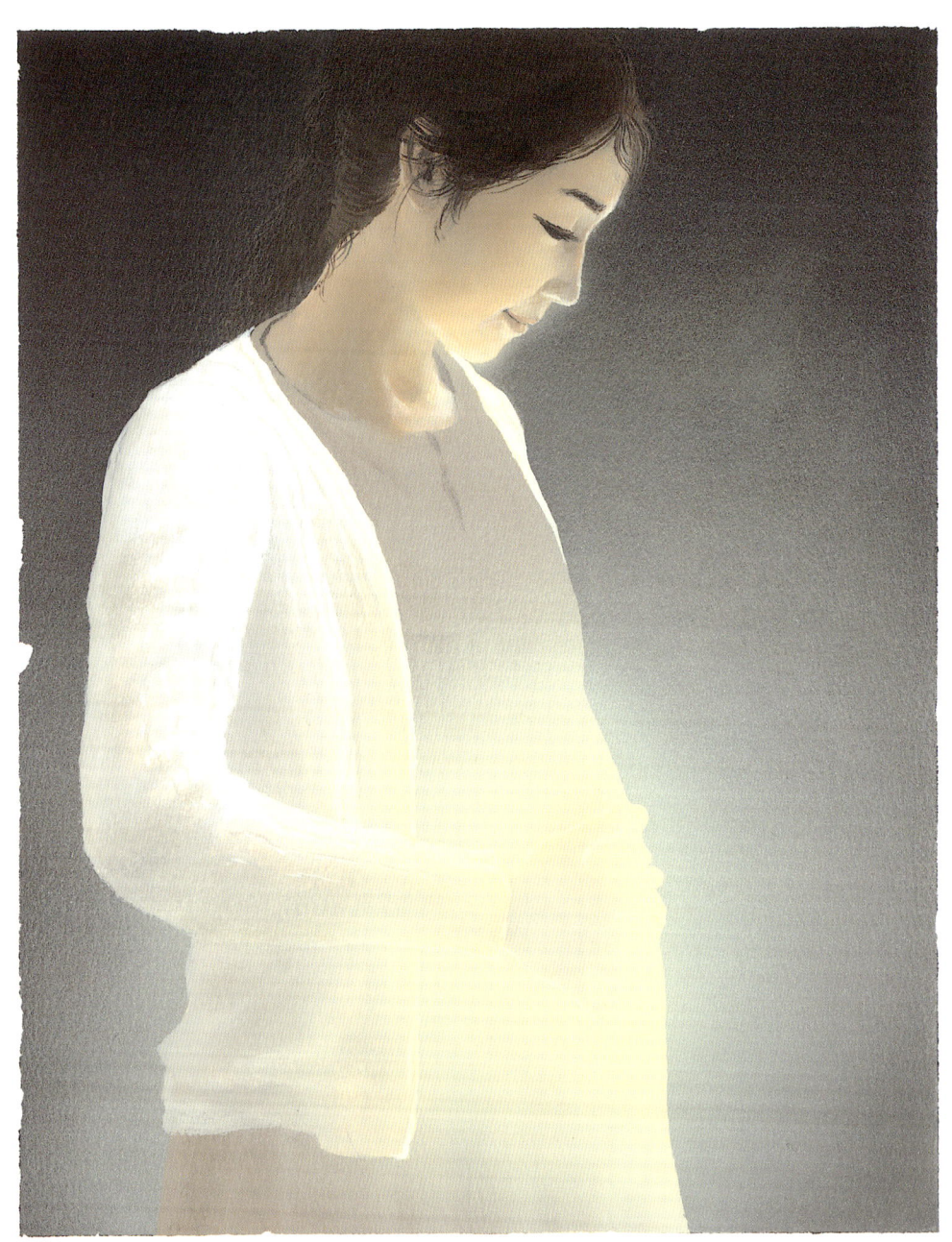

골목 속의 작은 집 젊은 새댁이 아기를 뱄습니다.

처음으로 엄마가 되는 것입니다.

첫아기 맞을 준비가 대단합니다.

웬만한 감기나 배탈쯤 나 가지곤

병원은커녕 약 한 봉지 안 사 먹고 견디던 엄마가

한 달에 한 번씩 꼬박꼬박 병원에 가서

아기가 뱃속에 편안히 앉았나를 의사 선생님한테 진찰을 받습니다.

또 뱃속의 아기가 엄마의 몸에서 뼈와 살과 피를

마음 놓고 빼앗아다가 무럭무럭 자랄 수 있도록

엄마가 맛있는 것을 골고루 찾아 먹습니다.

아기를 갖기 전에 엄마는 밖에서 고된 일을 하는 아빠와

늙어서 입맛이 까다로워진 할머니를 위해

맛있는 것은 아끼고 자기는 찌꺼기만 먹었습니다.

그러나 아기를 갖고 나선 어림도 없습니다.

빛깔 곱고 향기로운 과일도, 싱싱한 채소도, 물 좋은 생선도,

맛 좋은 고기도 다 엄마의 몫입니다.

엄마는 사양하지 않고 이런 것들을 골고루 먹습니다.

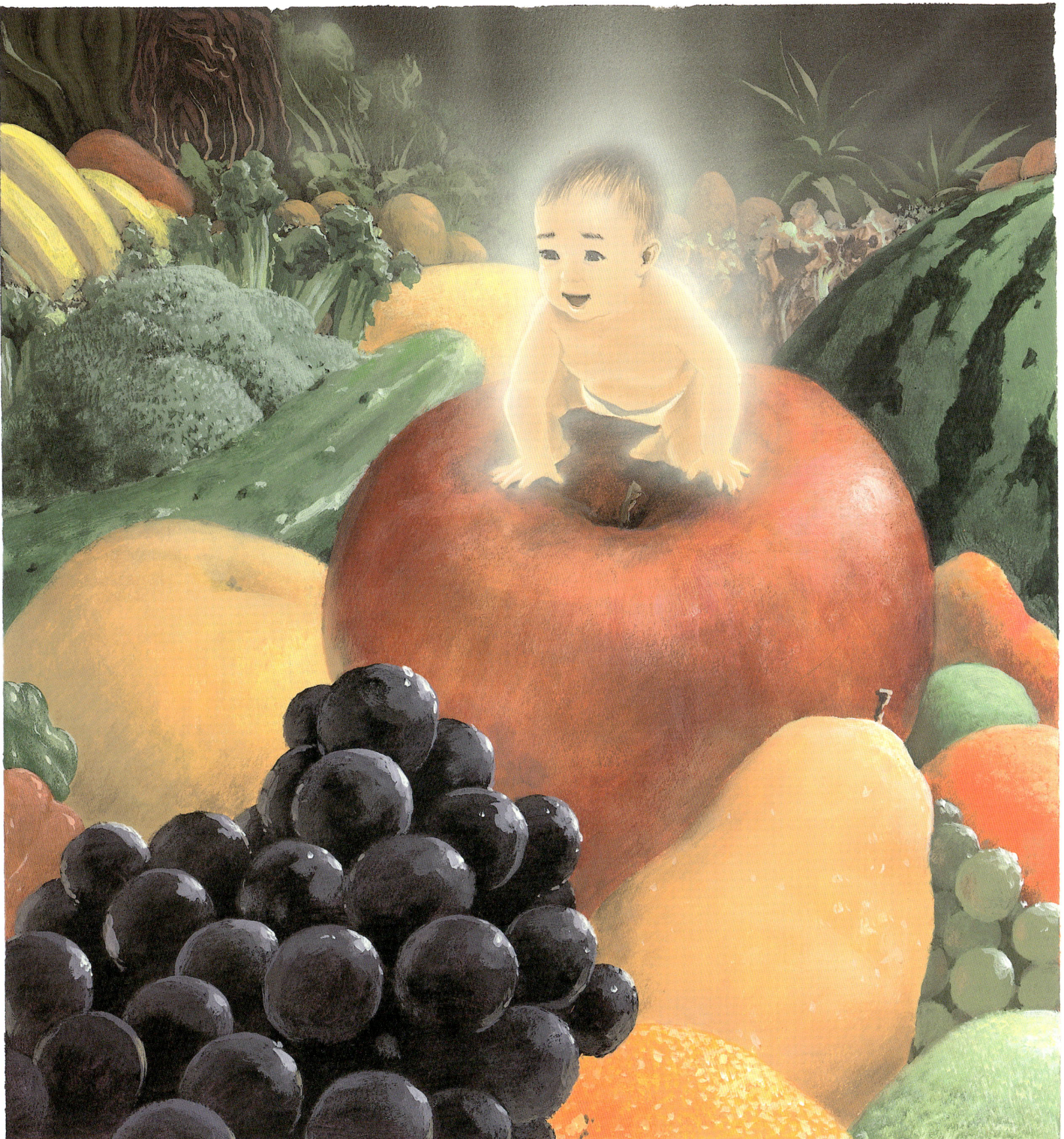

엄마는 또 엄마의 몸뿐 아니라 엄마의 마음도

뱃속의 아기에게 나누어 줘야 한다고 생각하기 때문에

될 수 있는 대로 넉넉한 마음을 갖도록 합니다.

마음이 넉넉해지니까 눈앞에 펼쳐지는 세상까지도 넉넉해집니다.

그전의 엄마는 담장 안의 집 안만 보고, 집안일만 생각하면서 살았습니다.

청소도 담장 안만 하고, 사랑도 담장 안의 식구들한테만 쏟았습니다.

그러나 아기를 가진 엄마의 넉넉한 마음은

담장 밖을 쓸고, 담장 밖을 지나는 사람들과 말없이 친해집니다.

그전의 엄마는 담장 안의 떨어진 신문만 봤지,

담장 밖의 신문 배달 소년은 본 적이 없습니다.

지금 엄마는 넉넉한 마음으로 담장 밖의 신문 배달 소년에게

가장 아름답게 미소 짓고, 가끔 소년의 작고 차가운 손과 악수도 해서

소년의 하루를 그지없이 찬란하게 해 줍니다.

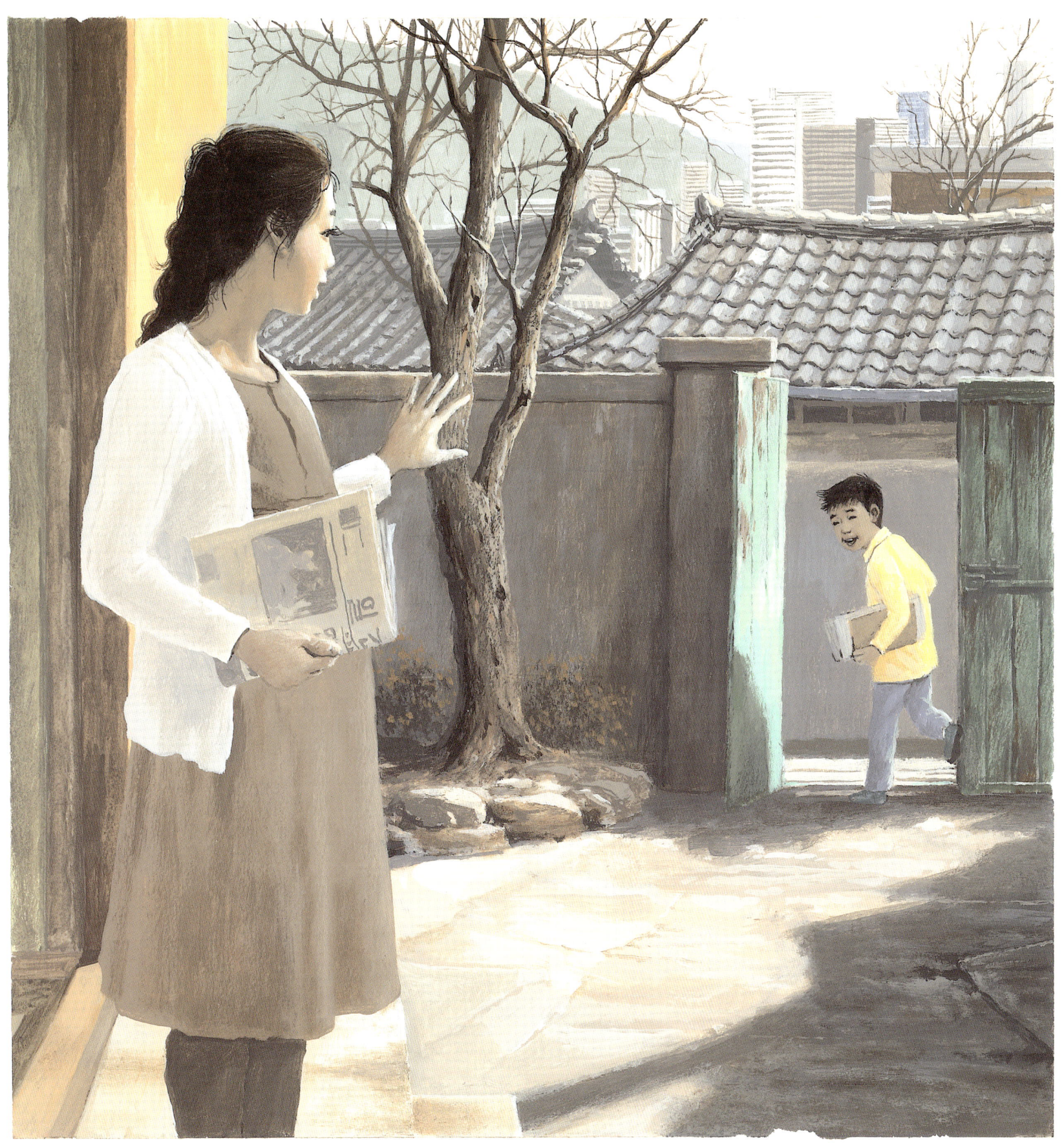

엄마의 배가 반달만큼 부르자 동네 사람들은 물론 친구나 친척들도

엄마의 뱃속에 아기가 있다는 것을 알아보고 같이 즐거워했습니다.

이때부터 아기 마중을 위한 엄마의 일은 더욱 바빠집니다.

아기는 이 세상에 벌거벗고 태어나기 때문에

미리 마련해 놓아야 할 것이 많기도 합니다.

엄마는 그동안 모아 놓았던 돈을 아낌없이 헐어서

편안하고 따뜻한 아기 옷도 여러 벌 장만하고,

아지랑이처럼 가볍고 부드러운 아기 이불도 만들었습니다.

아기의 베개는 너무 말랑말랑해서도 너무 딱딱해서도 안 되기 때문에

고운 좁쌀로 속을 넣어 만들었습니다.

튼튼하고 빛깔 고운 목욕 대야도 사고, 눈에 들어가도 맵지 않은 비누도 사고,

꽃잎처럼 여린 아기의 살갗이 짓무르거나

땀띠 나지 않도록 보호해 줄 가루분도 샀습니다.

엄마는 그런 것들을 엄마의 돈으로 살 수 있는 가장 좋은 것으로 샀기 때문에

엄마의 주머니는 헐렁헐렁해졌습니다.

그러나 엄마의 마음은 날로 가득해집니다.

뱃속에서와 마찬가지로 마음속에서도 아기가 자라고 있기 때문입니다.

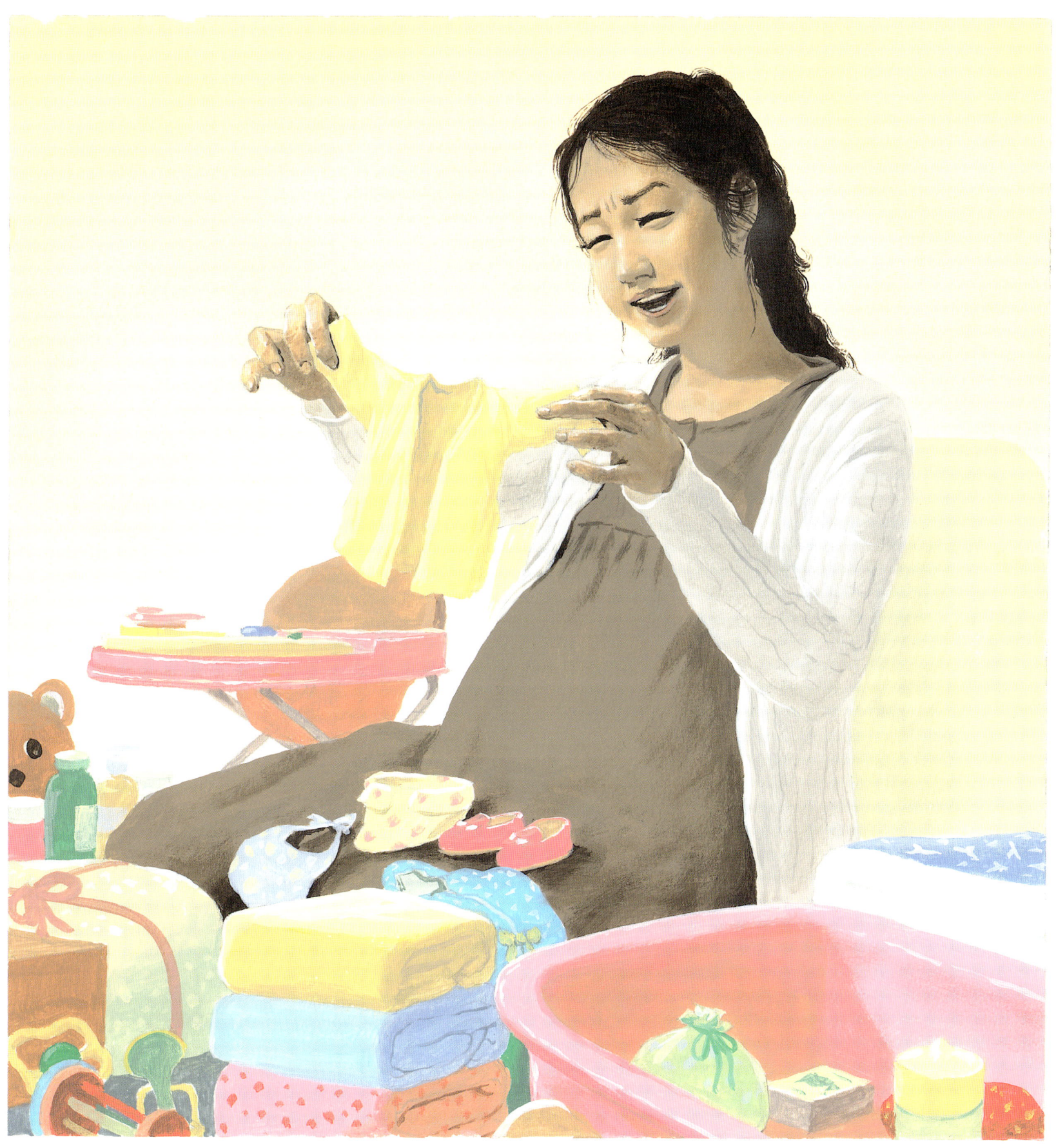

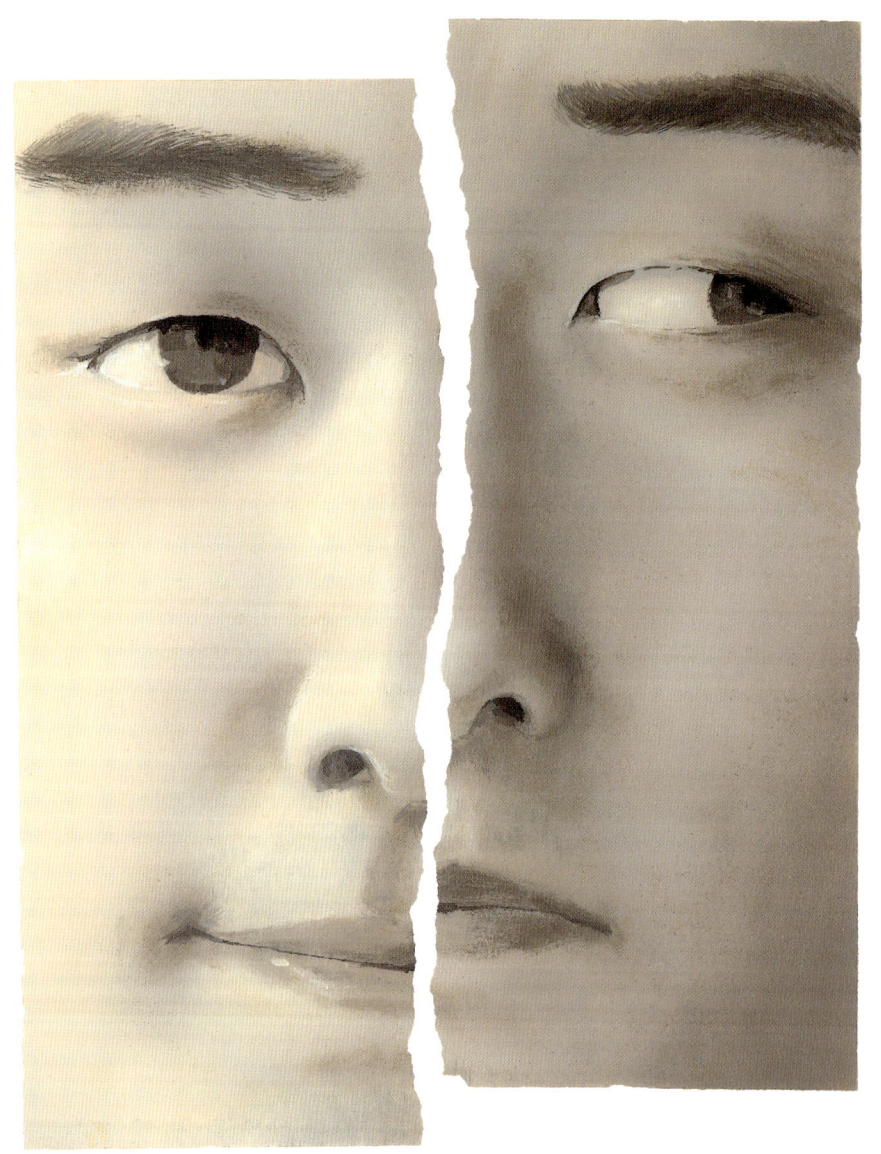

아빠의 마음도 분주합니다.

아빠는 아기가 이 세상에 태어난다는 놀랍고 아름다운 일을

엄마와 함께 경험하고 싶다고 생각합니다.

그래서 먼저 아빠가 된 선배와 친구들에게

그럴 수 있는 방법을 물어보았다가 웃음거리만 됩니다.

그런 어려운 일은 여자들이 다 알아서 할 일이고,

남자들이 할 일은 아주 쉬운 일밖에 없다나요.

그것이 바로 믿음직스러운 아빠가 되는 길이랍니다.

먼저 아빠가 된 친구는 그 이야기를 매우 쉽게 했기 때문에

아빠는 덩달아서 믿음직스러운 아빠가 되는 일을 쉽게 생각했습니다.

그러나 날이 갈수록 그것은 아빠를 어렵게 만들었습니다.

아빠는 믿음직스러운 것이 무엇인가를 알기 위해

눈에 보이는 모든 것을 믿음직스러운 것과 믿음직스럽지 못한 것으로

구별해서 바라보기 시작했습니다.

아빠가 출근했다가 집으로 돌아오는 골목 모퉁이에는

어린이 놀이터가 있습니다.

그곳에는 아이들이 온종일 놀아도 심심하지 않을 만큼

여러 가지 놀이틀이 있습니다.

더러 손잡이가 빠진 시소와 한쪽 줄이 끊어진 그네도 있습니다.

아빠는 어쩌면 아이가 그 그네에 올라서서

푸른 하늘을 향해 힘껏 무릎을 구부렸다 펼 때

그 줄이 끊어졌을지도 모른다고 생각하니 등에 식은땀이 납니다.

아빠는 하나의 줄 끊어진 그네 때문에

놀이터의 다른 모든 놀이틀을 믿을 수가 없습니다.

뚜껑이 허술하게 덮인 맨홀에 사람이 빠져 죽었다는 신문 기사를 아빠는 읽었습니다.

그 기사는 아주 작았고 어떤 신문에는 숫제 나지도 않았습니다.

그러니까 그 일은 대단한 일이 아닌지도 모릅니다.

그러나 맨홀은 어느 길에나 있습니다. 아빠네 동네의 길에도 있습니다.

사람을 삼킨 하나의 맨홀 때문에 모든 길이 아빠에게는 믿음직스럽지가 못합니다.

아빠는 또 사람을 치고 뺑소니친 차와 어린이를 꾀어내 감춰 놓고는

부모한테 돈을 달라고 한 사람에 대한 얘기도 듣습니다.

하나의 뺑소니차와 한 명의 나쁜 사람 때문에 수많은 차와 수많은 사람이

한꺼번에 아빠에게는 믿음직스럽지가 못합니다.

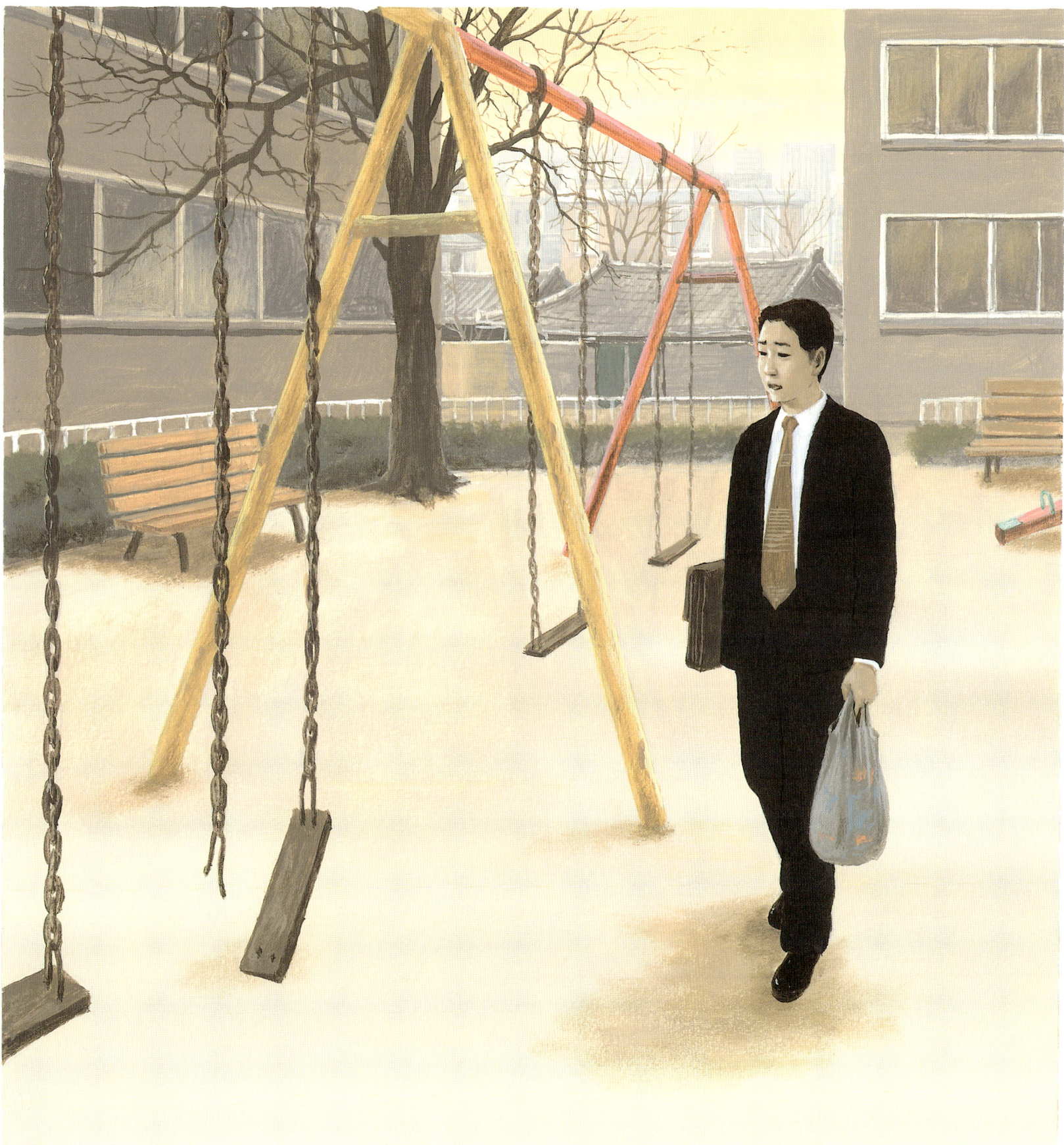

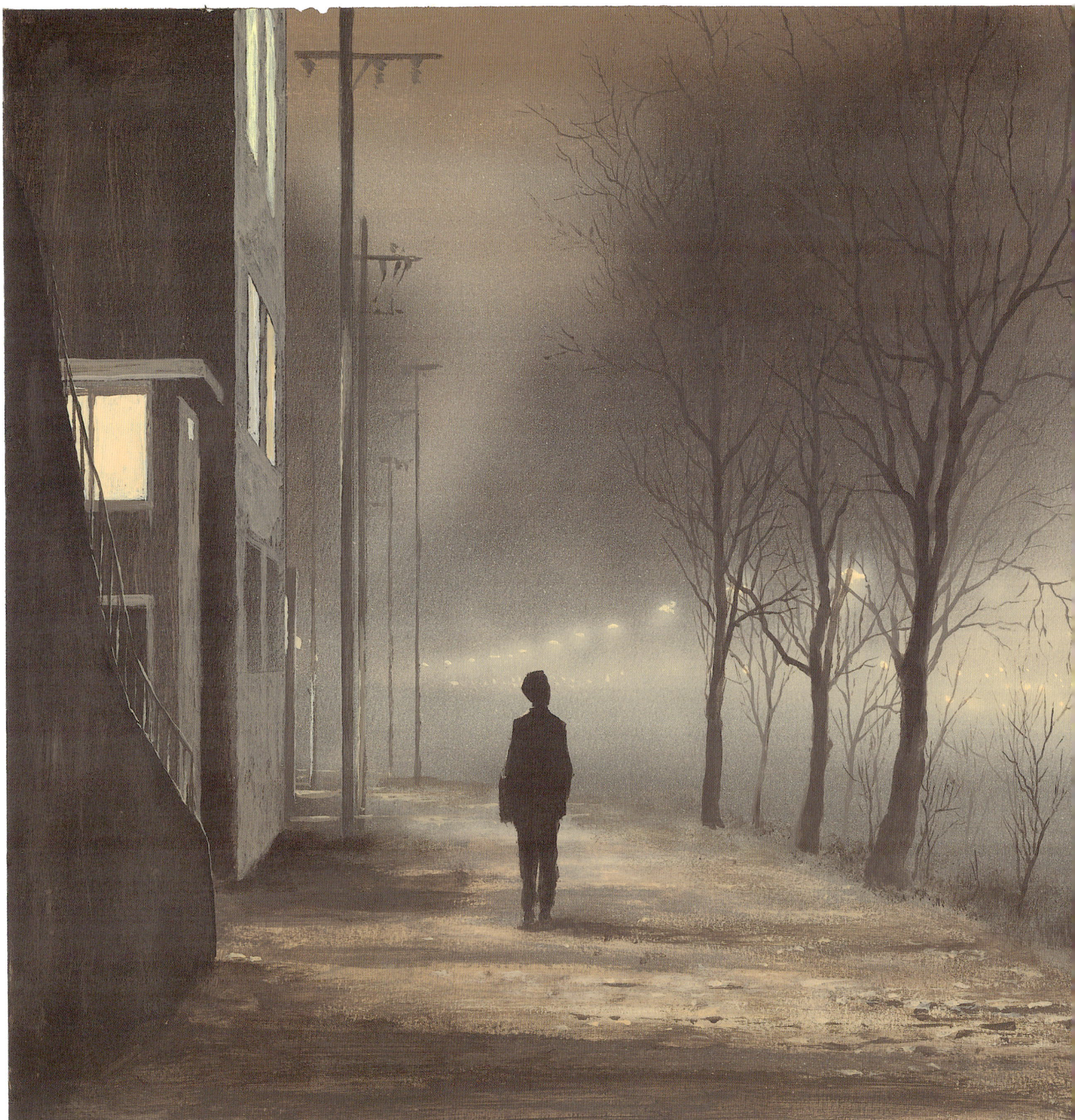

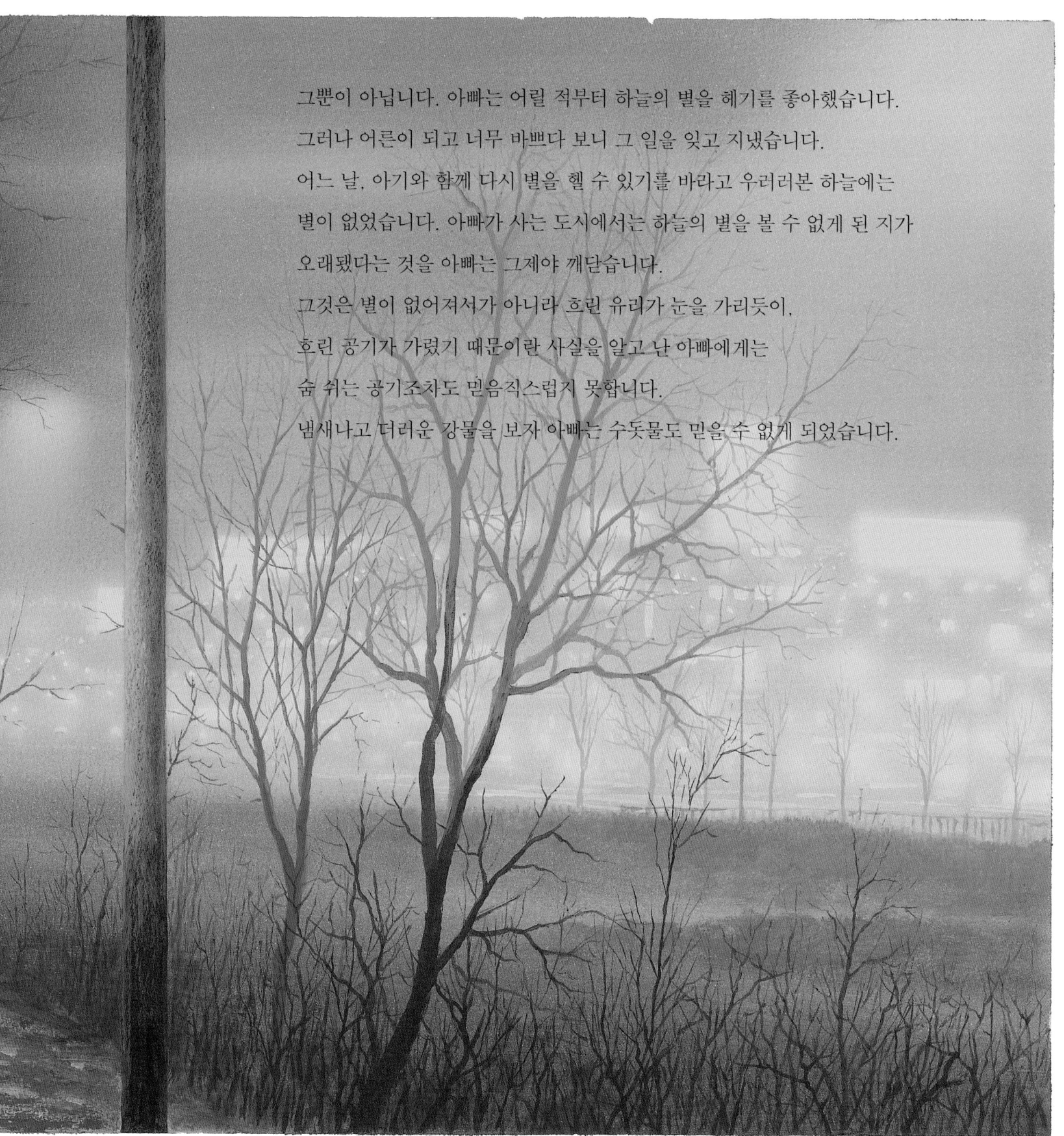

그뿐이 아닙니다. 아빠는 어릴 적부터 하늘의 별을 헤기를 좋아했습니다.
그러나 어른이 되고 너무 바쁘다 보니 그 일을 잊고 지냈습니다.
어느 날, 아기와 함께 다시 별을 헬 수 있기를 바라고 우러러본 하늘에는
별이 없었습니다. 아빠가 사는 도시에서는 하늘의 별을 볼 수 없게 된 지가
오래됐다는 것을 아빠는 그제야 깨닫습니다.
그것은 별이 없어져서가 아니라 흐린 유리가 눈을 가리듯이,
흐린 공기가 가렸기 때문이란 사실을 알고 난 아빠에게는
숨 쉬는 공기조차도 믿음직스럽지 못합니다.
냄새나고 더러운 강물을 보자 아빠는 수돗물도 믿을 수 없게 되었습니다.

아기는 이 세상을 믿기 때문에 이 세상에 태어나려 하고 있건만,

이 세상에는 믿을 수 없는 것 천지입니다.

만일 아기가 자라면서 그러한 것을 알게 된다면,

아기는 이 세상에 괜히 태어났다고 생각할지도 모릅니다.

이 세상에 괜히 태어났다고 생각하면서 자라는 아기는 얼마나 불쌍한 아기일까?

그런 아기의 아빠는 얼마나 못난 아빠일까?

생각만 해도 부끄럽고 부끄러워 아빠는 잠을 이룰 수가 없습니다.

이 세상에 괜히 태어났다고 생각하면서

차라리 안 태어나느니만 못하다는 생각까지 듭니다.

그러나 아기는 이미 이 세상을 향해 출발한 뒤입니다.

아빠는 아기가 오지 못하게 막는 방법을 모릅니다.

그 방법을 알고 있다 해도 아빠는 이미 아기를 사랑하고 있기 때문에

그것을 써먹지는 못할 것입니다.

가까이 오고 있다는 생각만으로도 가슴을 가득 채워 주는 아기를

못 오게 하다니 말도 안 됩니다.

어떻게 하면 아기가 이 세상에 태어나기를 참 잘했다고 생각하게 할 수 있을까?

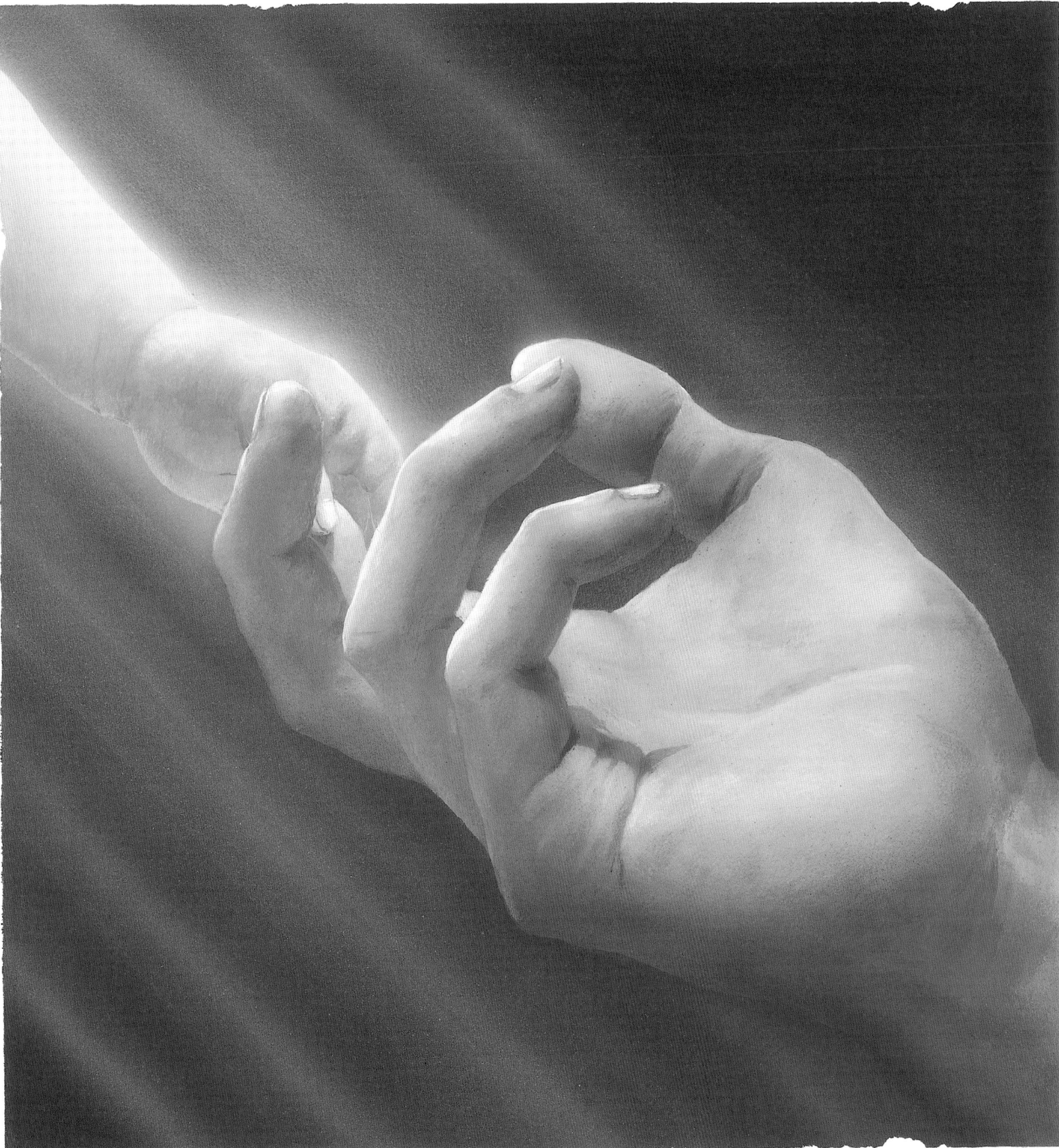

아빠는 아기에게 당장 필요한 것만이라도

믿음직스럽게 고쳐 놓아야 한다고 생각합니다.

그래서 너무 잘 구르는 바퀴가 달린 아기 침대를 고치고,

아기 방 안의 벽지도 밝고 아름다운 것으로 바꾸고,

위험하거나 고장이 잘 나는 장난감은 없나를 살핍니다.

집 안의 모든 것이 믿음직스러워졌다고 생각한 아빠는

어느 날 놀이터의 그네도 고쳤습니다.

장차 우리 아기가 탈 것이라고 생각하니까

집 안의 것을 고치는 것처럼 튼튼하게 고칠 수가 있었습니다.

모든 것은 만드는 방법이 다른 것처럼 고치는 방법도 달랐습니다.

그러나 고치는 마음은 한결같았습니다.

우리 아기가 믿을 수 있는 것으로, 우리 아기가 마음에 드는 것으로

만들어야겠다는 아기에 대한 사랑 말입니다.

아마 처음부터 그런 마음으로 만든 것이라면 고칠 필요도 없었겠죠.

그래서 아빠는 생각합니다. 사랑하는 마음이야말로

이 세상을 믿고 살 수 있게 하는 힘이라고.

다행히도 이 세상에는 줄이 끊어진 그네보다는 튼튼한 그네가 더 많고,

뚜껑 열린 맨홀보다는 뚜껑 덮인 맨홀이 훨씬 더 많으니

믿음직스러운 것이 믿음직스럽지 못한 것보다 훨씬 더 많다는 생각도

아빠는 할 수가 있었습니다.

아빠의 사랑하는 마음은 다른 사랑하는 마음을 믿게 되고,

이제 아빠는 아기를 이 세상에 맞이하는 것이 두렵지 않습니다.

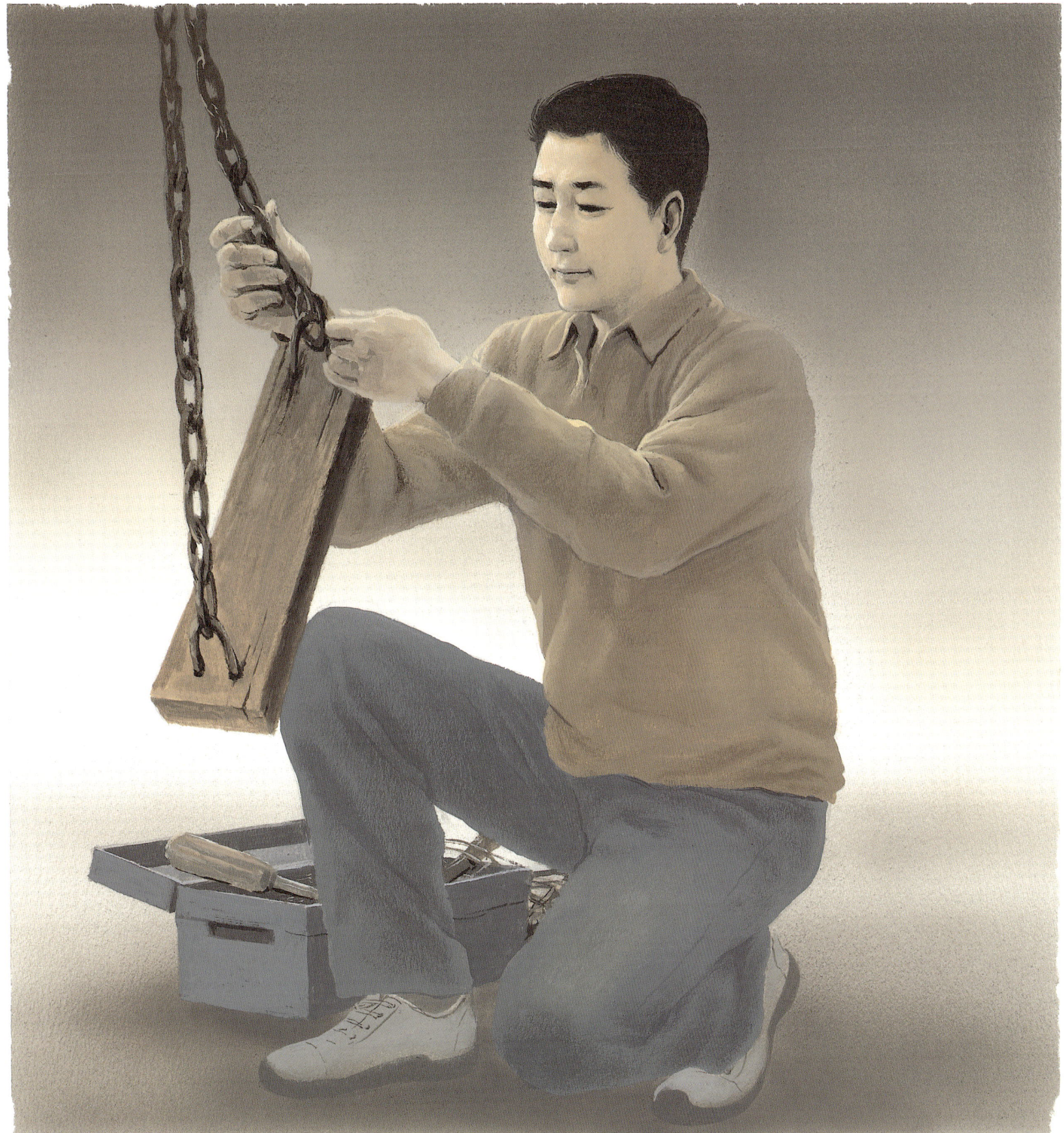

아무리 아빠가 아기를 사랑해도
다른 사랑하는 마음을 믿지 못했으면,
여전히 아기를 이 세상에 마중하는 일을
아빠는 망설이고 두려워했을 것입니다.
아기는 언제고 한 번은 집안의 사랑하는 마음으로부터 떠나
길을 잃게 될 것입니다.
모든 아기는 자라 어린이가 되고,
언제고 한 번은 집을 떠나 길을 잃게 된다는 것을
아빠는 알고 있습니다.
아기가 잃고 헤매는 길에서 뚜껑이 허술한 맨홀만 만나고
사랑하는 마음은 만나지 못한다면,
아기는 결코 이 세상에 태어나기를 참 잘했다고 생각할 수 없는 것입니다.
아빠가 아기를 마음 놓고 마중하고, 마음 놓고 사랑하기 위해서는
다른 사랑하는 마음들에 대해 새롭게 눈뜨지 않으면 안 되었습니다.
그것은 놀랍고 아름다운 발견이었습니다.
마침내 아빠는 아기가 이 세상에 태어난다는 놀랍고 아름다운 일을
엄마와 함께할 수 있게 되었습니다.

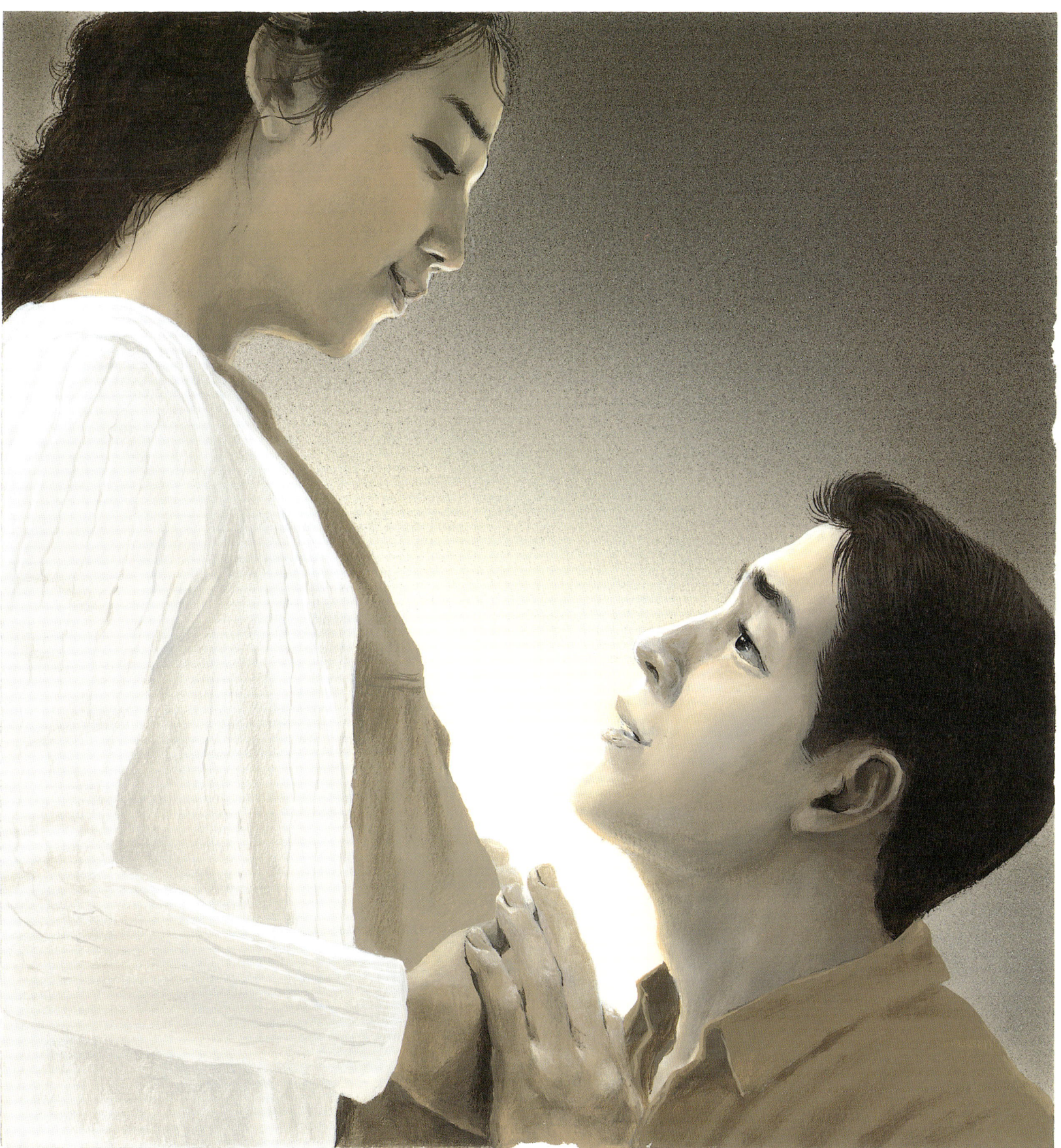

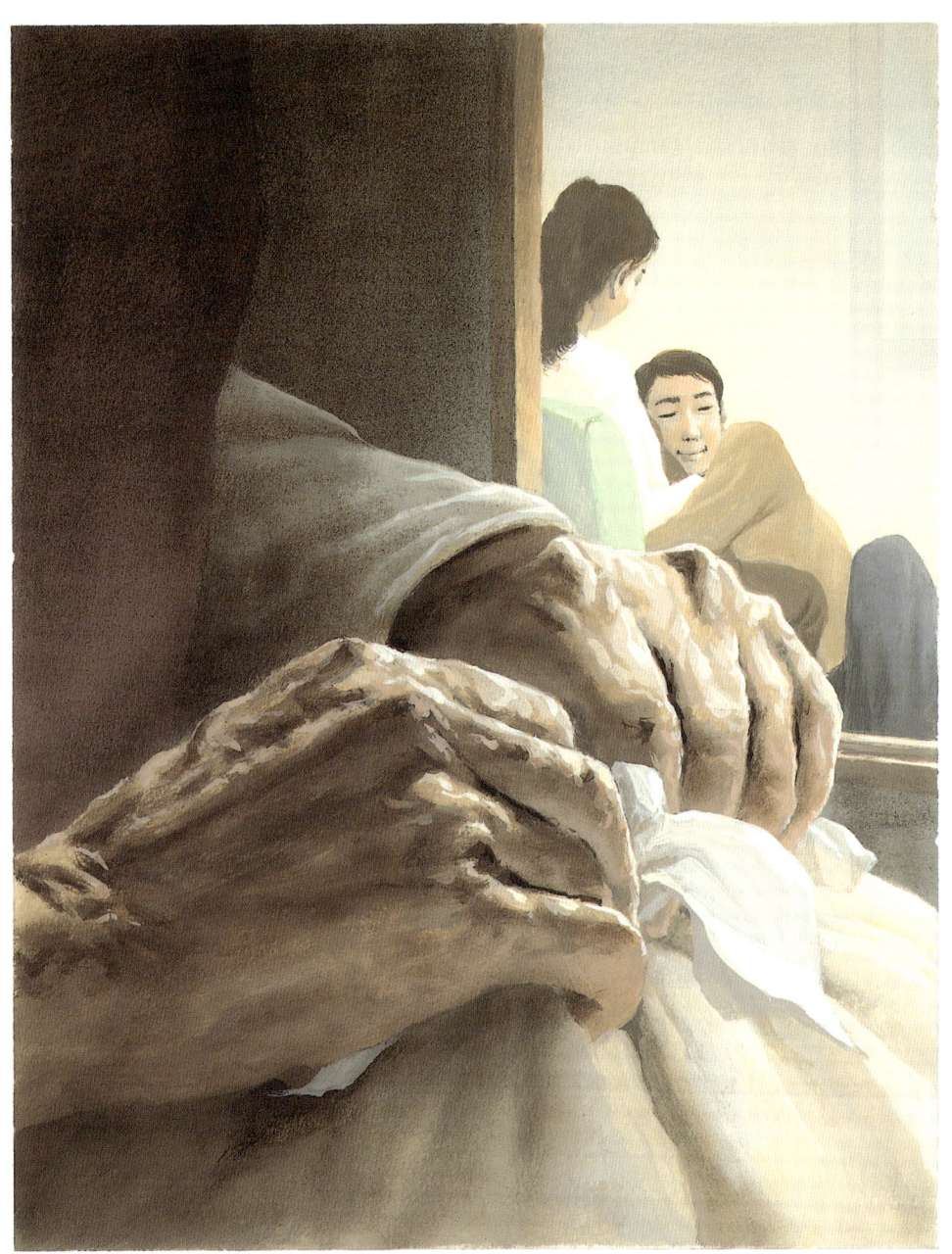

아기가 태어날 골목 속의 작은 집에는 엄마와 아빠 말고 할머니도 계십니다.

할머니는 오래오래 사셨습니다.

사람들의 행복과 불행, 태어나고 죽어 감을 수없이 보아 오시는 사이에

눈빛은 흐려지고 살갗은 고목나무의 껍질처럼 찌들고 깊게 주름졌습니다.

손발은 삭정이처럼 진이 빠져 말을 듣지 않습니다.

할머니에게 눈이 빛나고 살갗이 싱싱하고 손발이 날렵했던 젊은 시절이

있었다는 것을 아무도 믿을 수 없을 만큼 할머니는 늙었습니다.

그렇기 때문에 아기가 태어나는 놀랍고 아름다운 일을

할머니도 같이할 수 있으리라고는 엄마도 아빠도 상상조차 할 수 없었습니다.

그러나 할머니는 그렇지 않습니다.

할머니는 벌써부터 아기에게 줄 선물을 준비하고 있습니다.

그것이 아마 눈에 보이는 선물이었다면

그렇게 감쪽같이 몰래 하지는 못했을 겁니다.

할머니의 몸놀림은 어줍고 굼뜨니까요.

그 선물은 눈에 보이지 않습니다. 그러니까 돈 주고 살 수도 없습니다.

그러나 할머니는 그 선물이 돈 주고 산 어떤 선물보다

아기를 행복하게 할 것이라고 속으로 흐뭇해하는 마음이 대단합니다.

할머니가 몰래몰래 마련하고 있는,

눈에 보이지 않으나, 눈에 보이는 어떤 선물보다도 으뜸가는 선물이란

다름 아닌 이야기입니다.

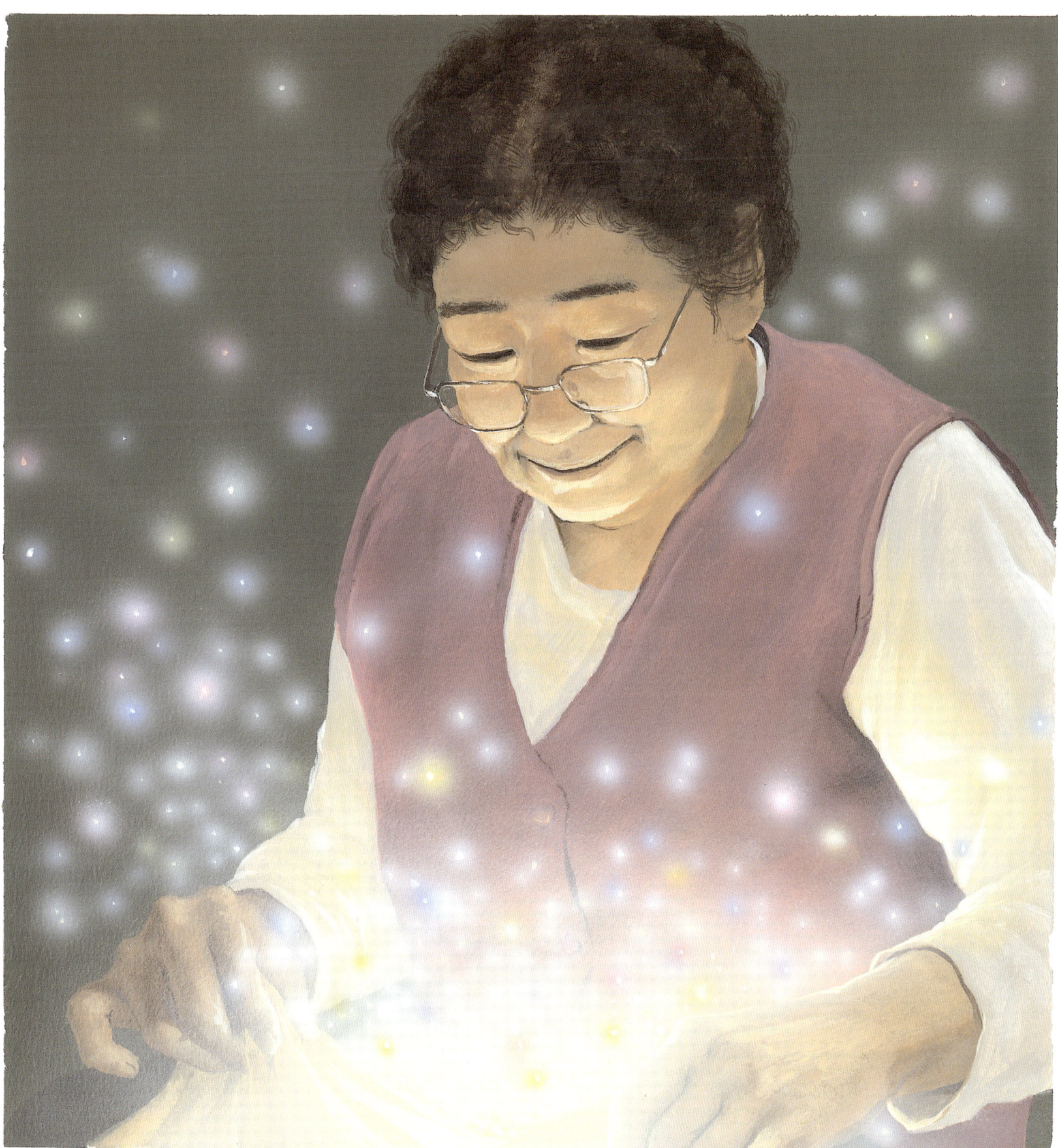

할머니는 많은 이야기를 알고 있습니다.

할머니의 할머니로부터 들은,

할머니의 할머니의 할머니의…… 할머니 적부터

수없는 할머니의 입을 통해 전해 내려온 이야기는

더러는 잊어버리기도 했지만, 더 많이 보태지고 새롭게 만들어졌기 때문에

그 부피는 어마어마합니다. 그러나 부피만 어마어마할 뿐

그 이야기들은 오래전에 이야기의 목숨인 꿈을 잃었기 때문에

죽은 것이나 마찬가지입니다.

이야기의 꿈은 어린이와 만나, 어린이 속에 들어가

어린이의 꿈이 되는 것입니다.

할머니는 오랫동안 어린이와 만나지 못해서 죽어 버린 이야기들을

살려 내지 않으면 안 됩니다.

아직 태어나지 않은 손자 손녀들을 위해 꼭 살려 내지 않으면 안 됩니다.

할머니는 많이 늙은 것만큼 많이 지혜롭기 때문에

결코 그 일을 서두르지 않습니다.

서두름이야말로 서투른 짓이라는 것을 할머니는 알고 있습니다.

그래서 천천히 조심조심 죽어 버린 이야기들을 건드려도 보고

따뜻한 입김을 불어넣어도 봅니다.

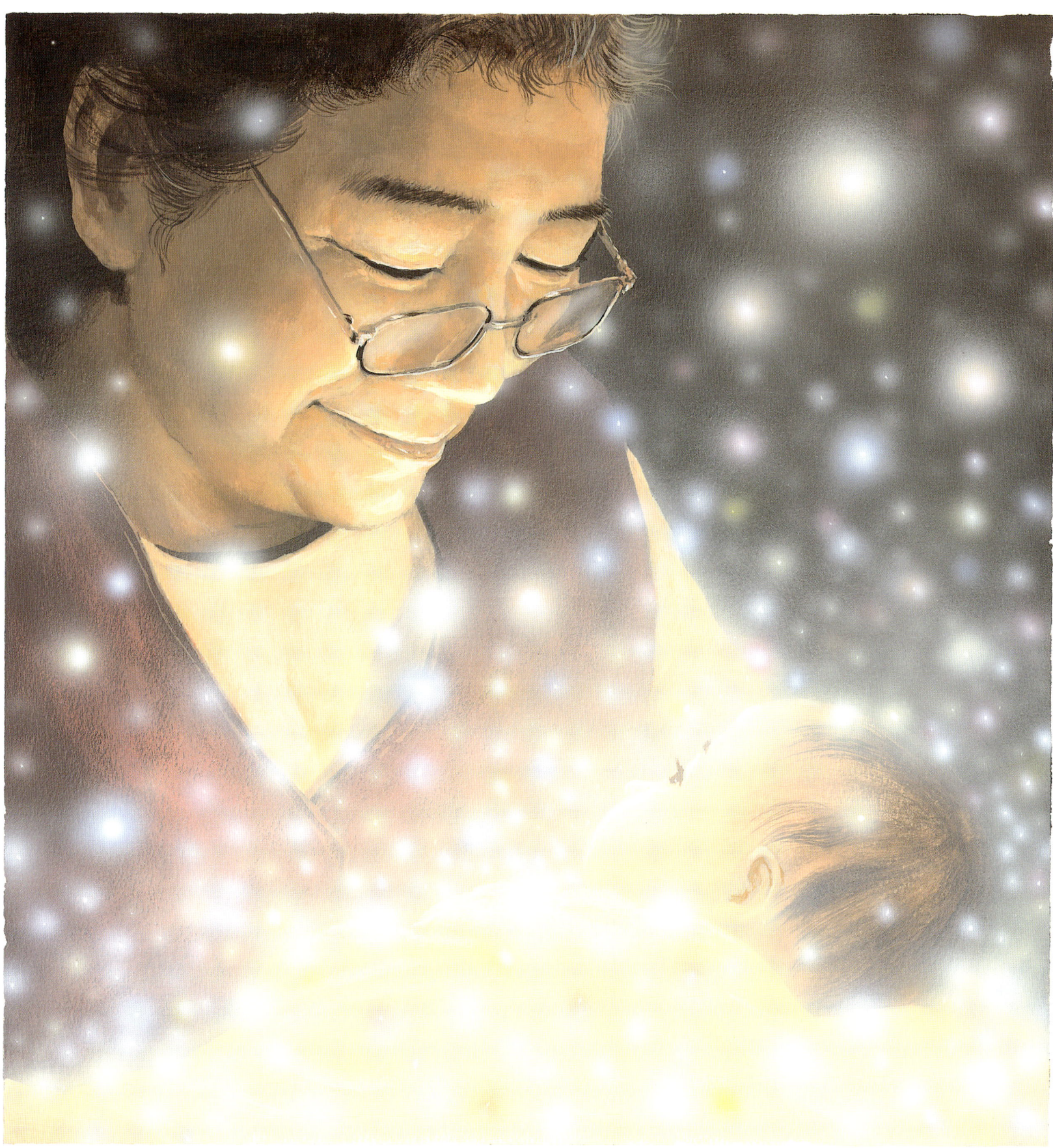

아직 태어나지도 않은 아기가 할머니의 마음속에서는 벌써

아장아장 걸음마를 하기 시작합니다.

할머니는 아기의 걸음마를 따라 오래간만에 마당으로 내려갑니다.

마당에는 마침 빨간 장미꽃이 피어 있습니다.

할머니는 아기에게 이야기를 시킵니다.

"꽃, 꽃, 꽃……." 아기의 작은 입이 그 소리를 흉내 냅니다.

그다음에 할머니는 조금 긴 이야기를 시킵니다.

"빨간 꽃, 빨간 꽃……."

아기는 그 긴 이야기를 따라 하지 못합니다.

그러나 생전 처음 빨간빛을 보는 기쁨으로 눈은 빛나고 볼은 상기됩니다.

할머니는 이제껏 너무 많은 빨강을 보아 왔습니다.

빨간 꽃, 빨간 사과, 빨간 고추, 빨간 치마, 빨간 신호등, 빨간 피…….

이렇게 빨강을 수없이 거듭해서 보는 동안에 빨강은 점점 시들해지고

마침내 사위어 재가 된 지 오래입니다.

그러나 처음 고운 빛깔을 본 아기의 기쁨을 같이 느끼고 싶은 나머지

할머니에게 기적이 일어납니다.

다 사윈 재가 다시 노을처럼 곱게 타오르기 시작한 것입니다.

할머니는 오랜만에, 정말로 오랜만에 본 대로 느끼게 된 것입니다.

할머니는 아기와 함께 예쁜 꽃을 보며 황홀한 기쁨을 맛봅니다.

기쁨은 할머니의 둔해진 마음의 운동을 활발하게 하고

잠자던 상상력을 불러일으킵니다.

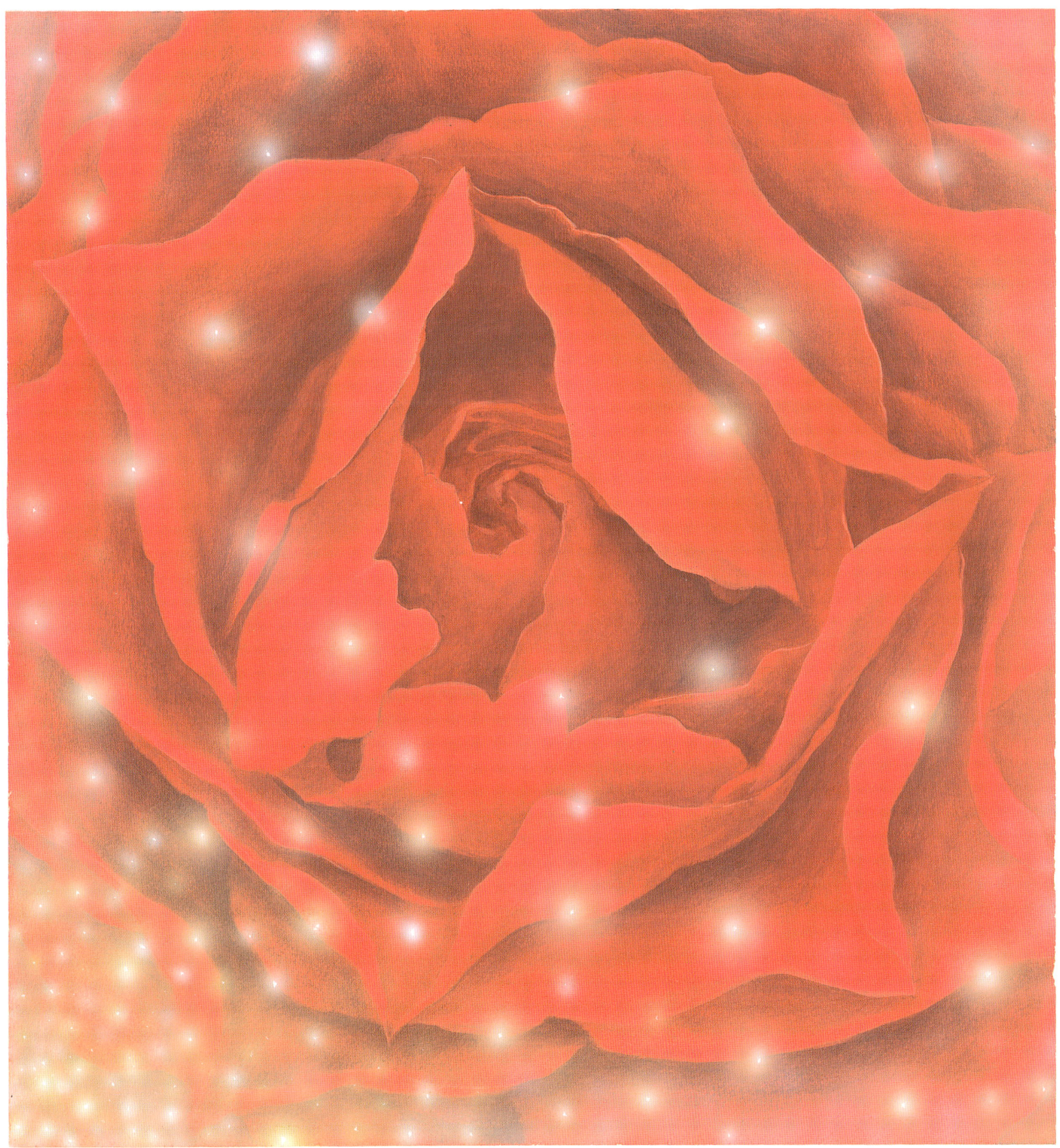

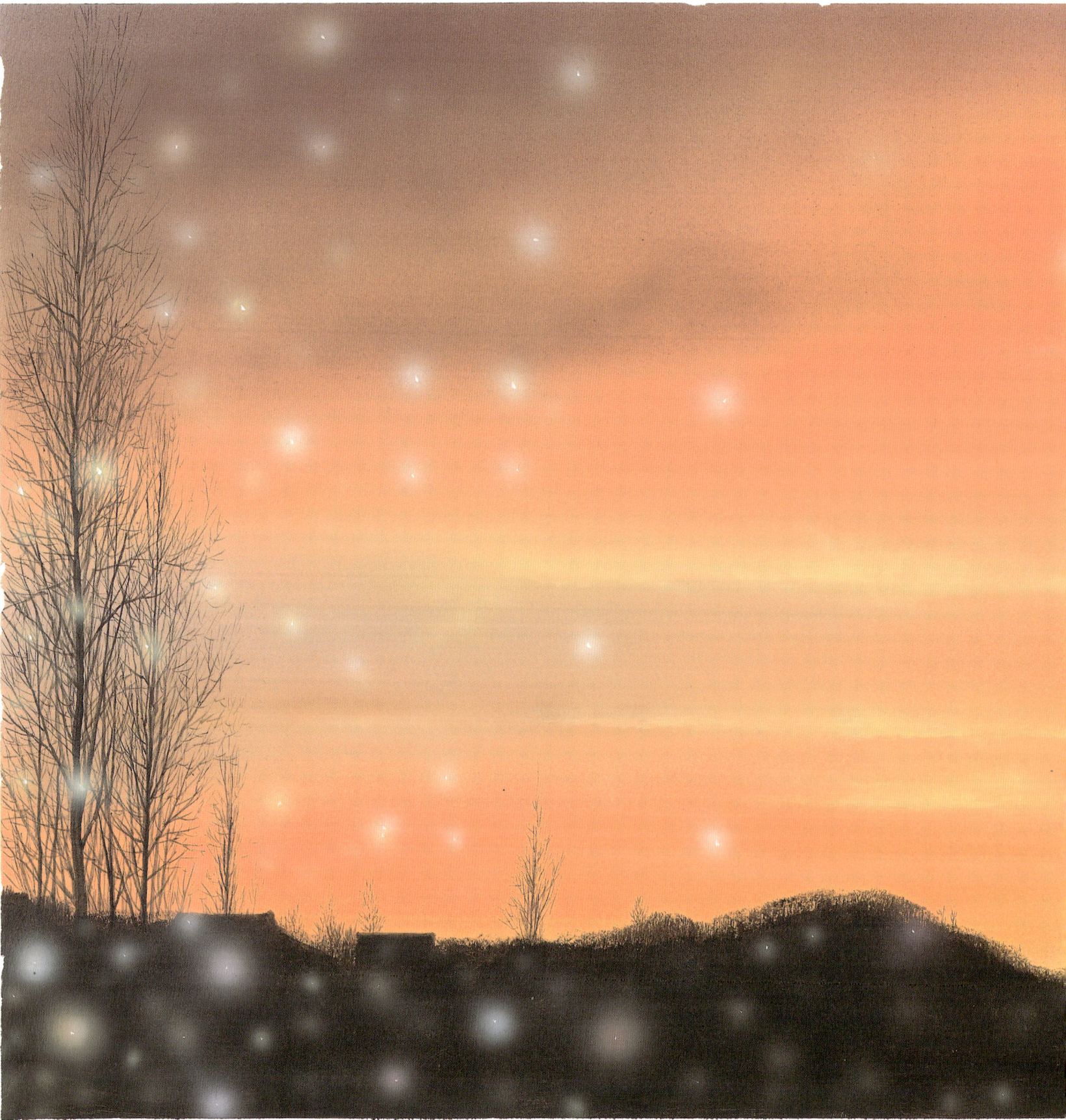

할머니는 하늘을 물들인 노을을 가리키며 아기에게 이야기합니다.

"아가야, 꽃이 노을처럼 붉구나. 아가야, 노을이 꽃처럼 곱구나."

그리하여 할머니는 꽃과 노을의 빛깔이 서로 닮았다는 것을 가르쳐 줍니다.

그러나 꽃은 노을이 아니고, 노을은 꽃이 아니란 것도 가르쳐 줍니다.

사람의 마음이 할 수 있는 일 중에서

한 사물을 보고 딴 여러 사물을 상상하는 일도 중요하지만,

사물을 바르게 분간해서 보는 일도 중요하다고 할머니는 믿고 있기 때문입니다.

할머니가 아기와 함께 우러러보는 노을 진 하늘에

새가 날고 있었으면 참 좋겠습니다.

"새, 새, 새……."

할머니는 아기에게 새라고 가르쳐 줍니다.

아기의 눈이 하늘을 나는 새를 뒤쫓습니다.

새는 순식간에 하늘을 가로질러 산 너머로 사라졌습니다.

아기의 눈이 아쉬운 듯 먼 하늘에서 떠나지 못합니다.

이때 할머니의 삭정이 같은 손은 아기의 가슴이 아직 가 보지 못한

먼 곳에 대한 동경으로 힘차게 두근대는 것을 느낄 수 있습니다.

할머니는 오래오래 살았기 때문에 여태까지 수많은 새를 보았습니다.

참새, 제비, 까치, 까마귀, 종달새, 기러기…….

어떤 새든지 보기만 하면 그 이름을 단박 알아맞힐 수 있습니다.

그러나 새들은 이미 오래전부터 날지를 않습니다.

할머니의 마음속에 갇혀 표본이 되어 버렸습니다.

마음속의 새가 날지 않기 때문에

하늘을 나는 새를 보아도 가슴이 두근대지 않습니다.

그러나 아기와 더불어 먼 하늘로 날아가 버린 새를 뒤쫓고 있는 사이에

할머니의 마음속에서 먼 고장에 대한 그리움이 되살아나고,

죽어 표본이 되어 버린 새들이 푸드득대며 날갯짓을 하기 시작했습니다.

이렇게 해서 할머니가 간직하고 있는 이야기들은
한 마디 한 마디씩 살아나기 시작했습니다.
사실 '꽃'과 '새'는 할머니가 서리서리 간직하고 있는
긴 이야기의 아주 작은 마디에 지나지 않습니다.
그러나 아기도 아직 오기 전입니다.
이런 속도로 나가기만 하면 아기가 이 세상에 와서 걸음마를 하고,
말을 배우고, 이야기를 알아들을 때까지
이야기들을 다 살려 내는 것은 문제없습니다.
이야기 선물을 마련해 놓고 아기를 기다리는 할머니의 마음은
마냥 찬란하기만 합니다.

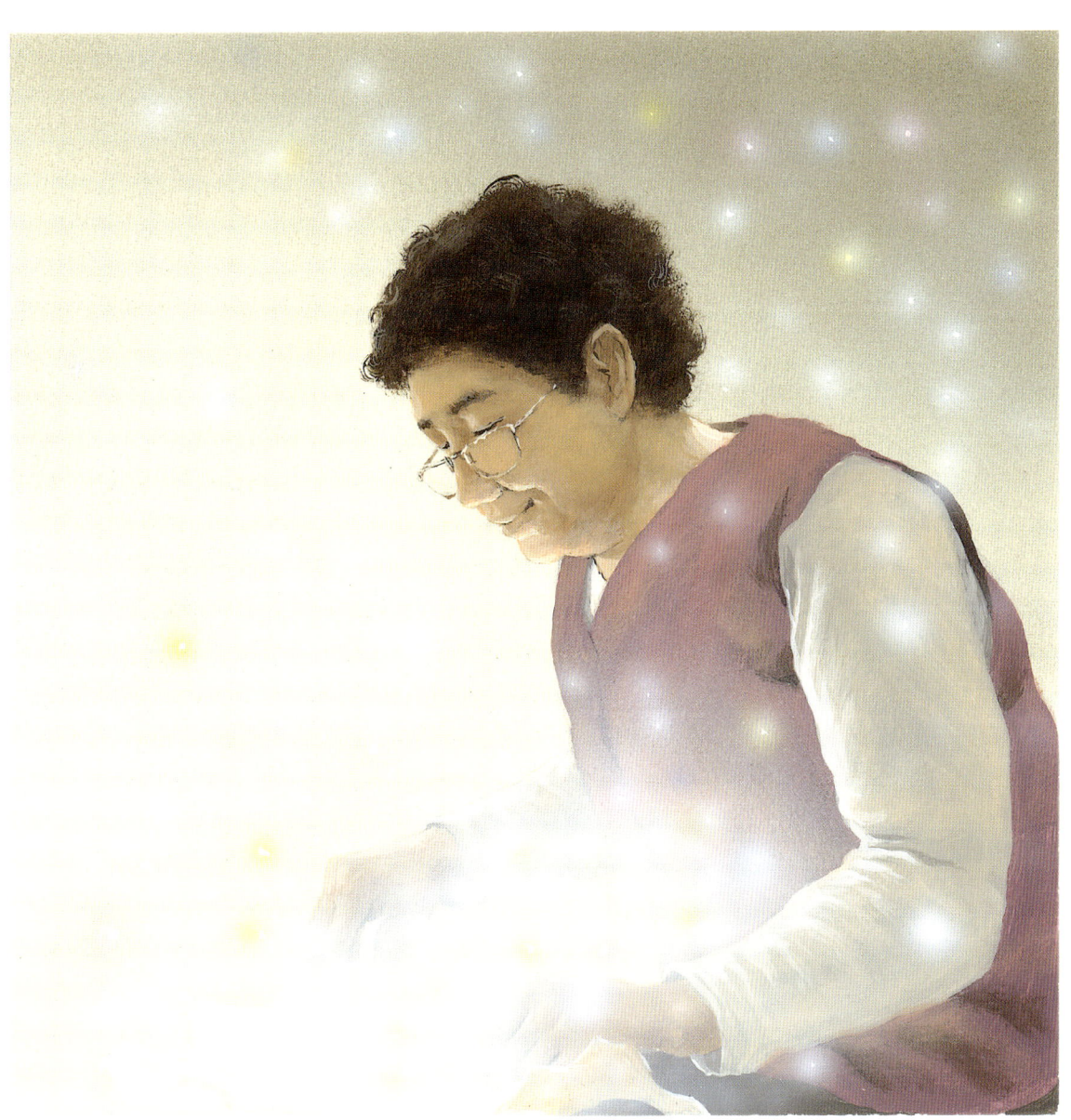

할머니가 이야기 선물이야말로 으뜸가는 선물이라고 으스대는 데는
그럴 만한 까닭이 있습니다.
할머니는 오래오래 사는 동안에 터득한 지혜로,
이 세상의 모든 사물은 아무리 보잘것없는 사물이라도
비밀을 가지고 있다는 것을 알고 있습니다.
비밀은 비밀답게 각기 자기 나름의 방법으로 사물 속에 감춰져 있습니다.
어떤 비밀은 겹겹의 두꺼운 껍질 속에 숨어 있기도 하고,
어떤 비밀은 마치 허드레 물건처럼 밖에 나와 있기도 합니다.
사물의 비밀과 만나는 일이야말로 세상을 사는 참맛이라고
할머니는 생각하고 있습니다.

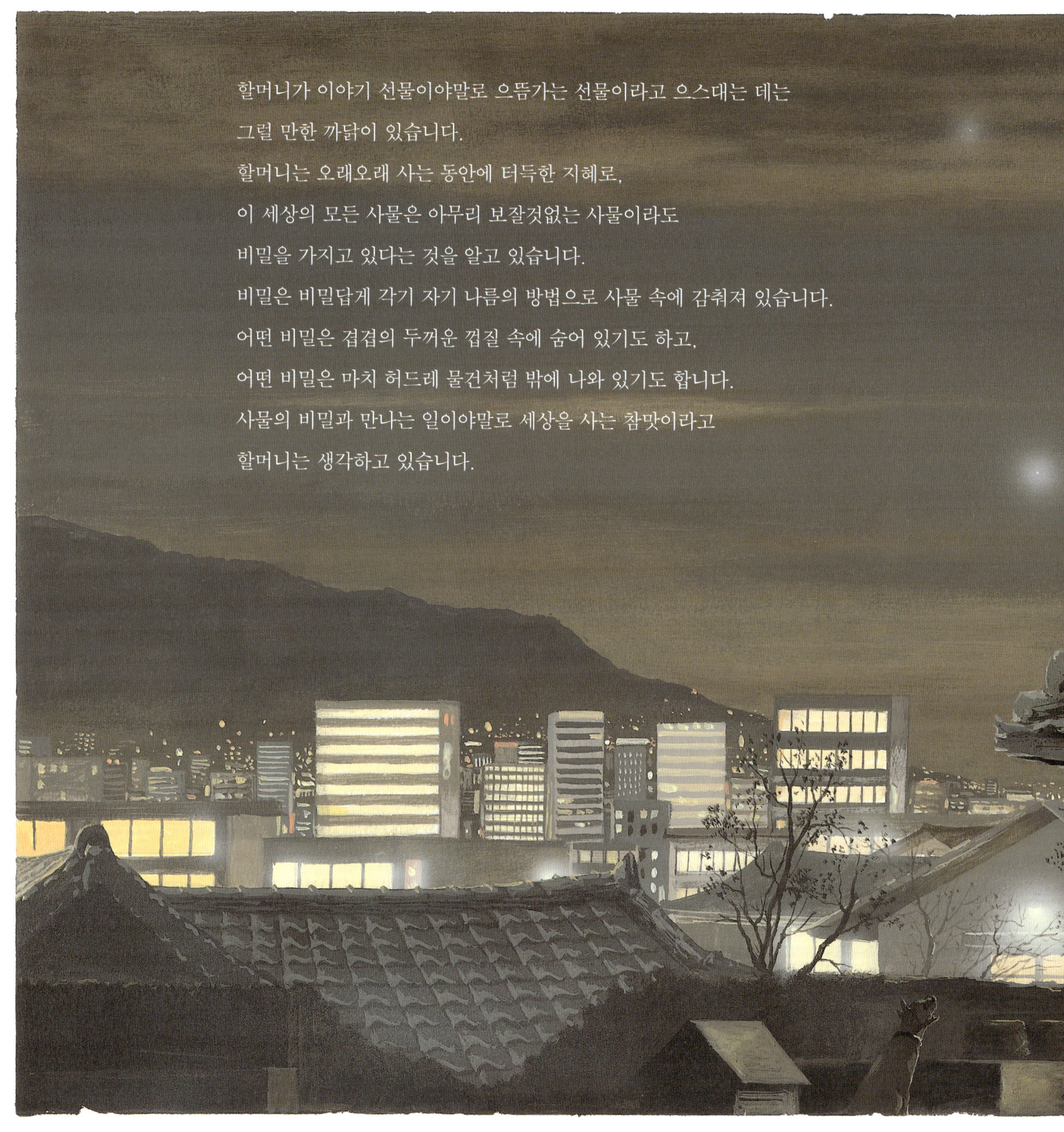

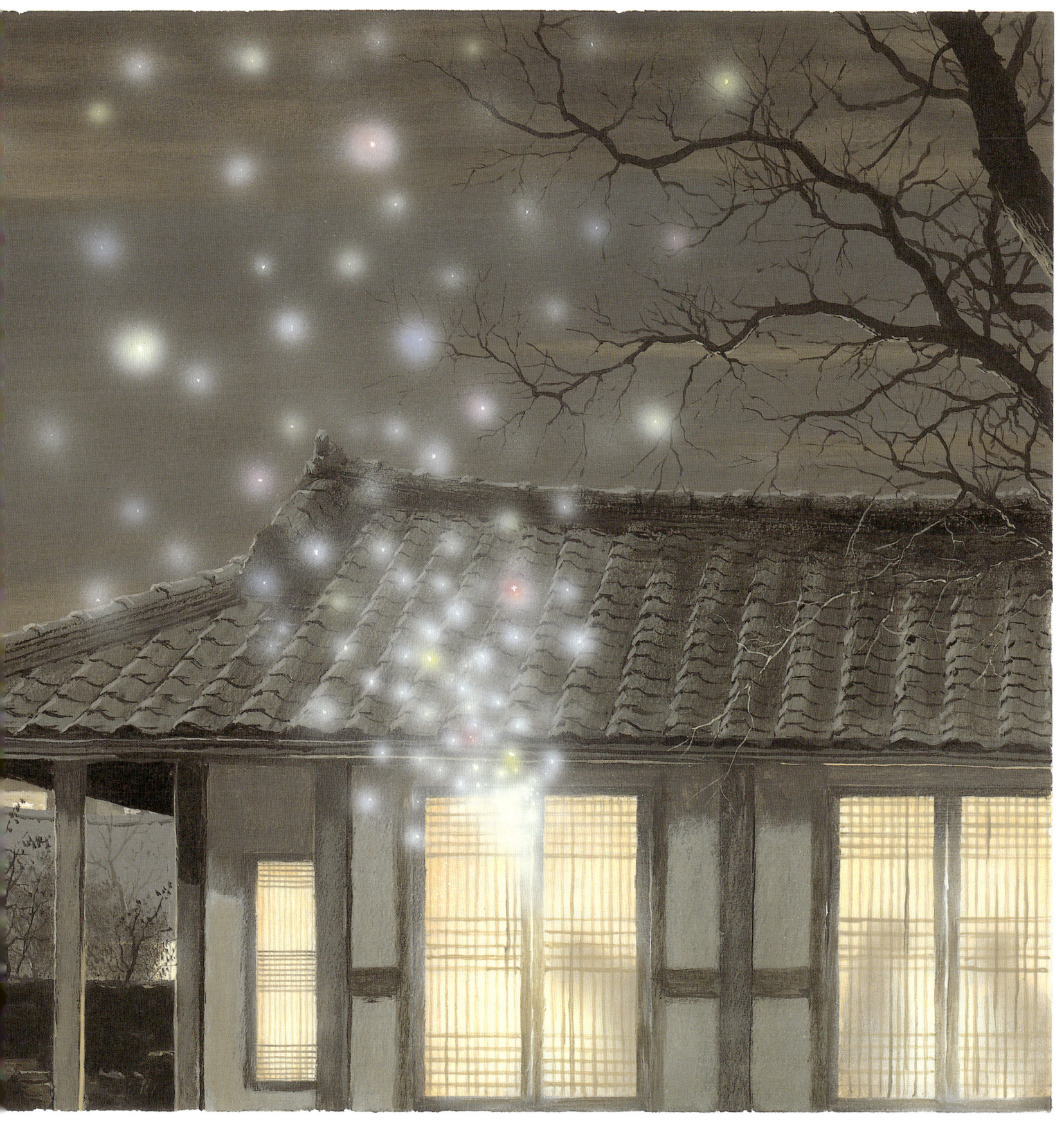

헛만남이란 마치 수박의 겉을 핥기만 하고 나서

수박 맛을 보았다고 생각하는 것과 같을 것입니다.

만약 꼭꼭 숨어 있는 비밀을 만나지 못하고,

겉만 보거나 핥는 것으로 과일과 만난다면

수박은 참외보다 위대하고, 참외는 사과보다 위대하고,

사과는 앵두보다 훌륭할 것입니다.

그러나 앵두엔 앵두의 비밀이, 사과엔 사과의 비밀이,

참외엔 참외의 비밀이, 수박엔 수박의 비밀이 있기 때문에,

앵두는 수박에 비해 형편없이 작은 과일이지만 수박과 동등합니다.

수박과 앵두는 서로 다른 자기만의 비밀을 가지고 있을 뿐,

결코 누가 잘나고 누가 못난 비밀을 가지고 있는 것은 아닙니다.

이렇게 사물의 비밀은 사물을 제각기 없어서는 안 되는 것으로

떳떳하게 독립시키고 평등하게 합니다.

수박은 아무리 커도 앵두나 사과를 자기에게 속하게 할 수 없습니다.

앵두는 앵두의 비밀이 있기 때문에 수박한테 주눅 들 필요가 없습니다.

사물은 제각기 가진 비밀 때문에 서로 평등할 뿐더러 자유롭습니다.

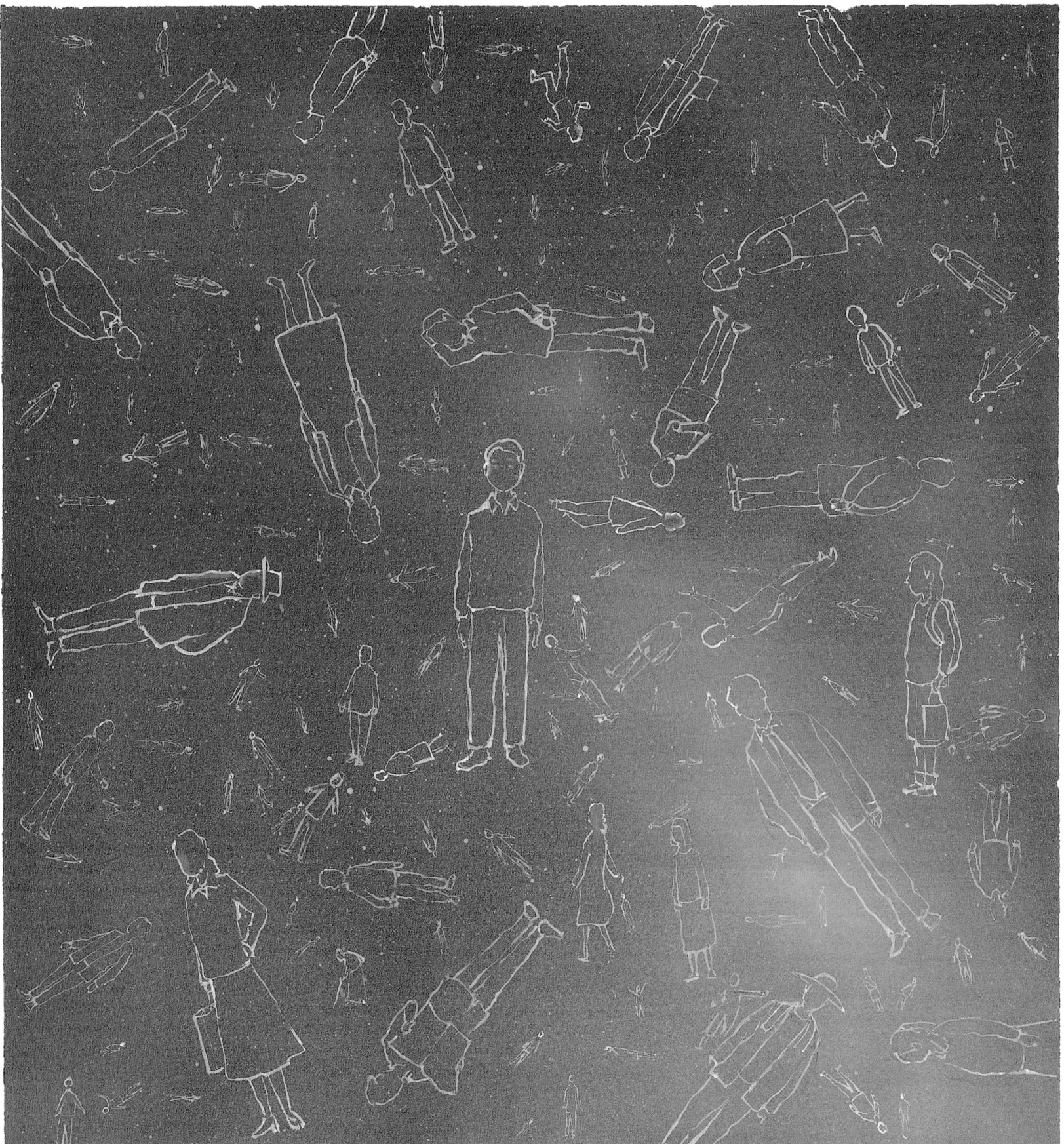

사물의 비밀은 이렇게

제각기 사물이 있게끔 하는 목숨 같은 것이기 때문에

함부로 나와 있기보다는 꼭꼭 숨어 있으려 듭니다.

사람의 꿈만이 꼭꼭 숨은 사물의 비밀을 여는 열쇠가 될 수 있습니다.

꿈이 없으면 수박을 핥고, 참외를 핥고, 사과를 핥고, 앵두를 핥고,

그러고 나서 수박이 제일 위대하다고 생각할 수밖에 없을 것입니다.

그런 사람은 사람의 삶에 대해서도

3층집에 사는 사람이 단층집에 사는 사람보다 행복하다고,

사장이 농사꾼보다 잘났다고 생각할 수밖에 없을 것입니다.

그런 사람이 제아무리 많은 과일을 핥았어도,

한 알의 앵두를 먹어 본 사람보다

어찌 과일에 대해 안다고 할 수 있겠습니까?

그런 사람이 제아무리 오래 살고 여러 사람을 사귀었어도,

일생을 통해 단 한 사람의 진실과 만난 사람보다

어찌 참으로 살았다고 할 수 있겠습니까?

할머니가 이야기 선물이야말로

아기에게 으뜸가는 선물이라고 으스대고 싶은 것은

이런 까닭에서입니다.

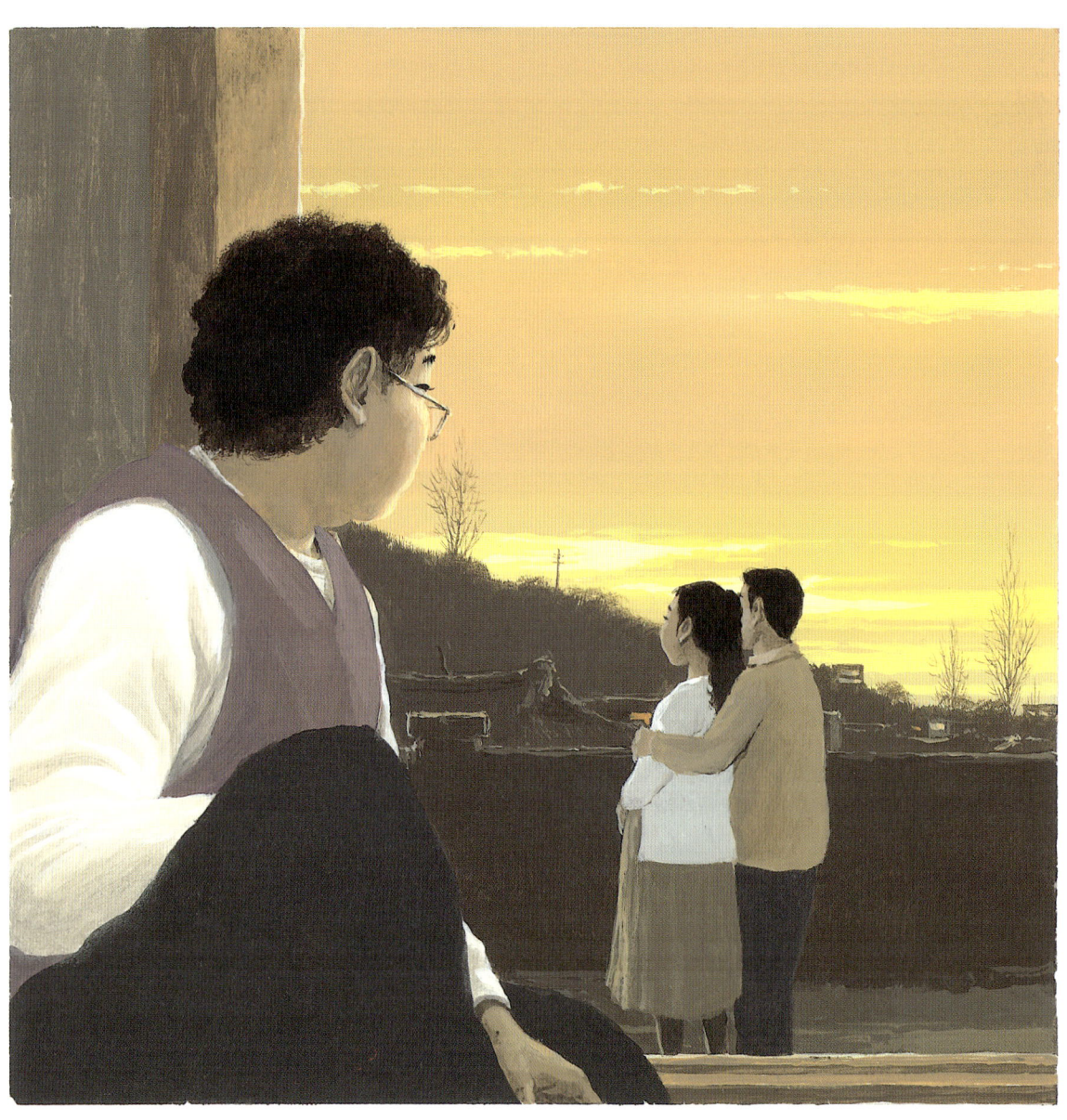

할머니는 아기에게 많은 이야기를 해 줄 작정입니다.

아기에게 꿈을 줄 작정입니다.

아기는 커 가면서 꿈을 열쇠 삼아

사람과 사물의 비밀을 하나하나 열 수 있을 것입니다.

참답게 살 수 있을 것입니다.

아기가 오는 날이 가까워질수록

할머니의 나날은 저녁노을처럼 찬란해집니다.

깜깜한 밤이 오기 전에 잠깐이나마 노을이 있다는 것은

참 놀랍고 아름다운 일입니다.

박완서

1970년 불혹의 나이가 되던 해에 '여성동아' 여류 장편소설 공모에 《나목(裸木)》이 당선되어 등단했다. 그 이후 우리의 일상을 세심하게 관찰하여 그 이면에 숨겨진 진실까지 뼈아프게 드러내는 소설들을 발표하며 한국 문학의 한 획을 그었다. 지은 책으로는 《목마른 계절》《그해 겨울은 따뜻했네》《휘청거리는 오후》《그대 아직도 꿈꾸고 있는가》《미망》《그 많던 싱아를 누가 다 먹었을까》《그 산이 정말 거기 있었을까》《아주 오래된 농담》《엄마의 말뚝》《너무도 쓸쓸한 당신》《못 가본 길이 더 아름답다》《자전거 도둑》《이 세상에 태어나길 참 잘했다》등 여러 편의 장편소설과 수필집, 동화집이 있다. 〈한국문학작가상〉〈이상문학상〉〈대한민국문학상〉〈이산문학상〉〈현대문학상〉〈동인문학상〉〈황순원문학상〉등을 수상하였다. 이 책 《아가 마중》의 출간을 앞두고 2011년 1월 22일, 담낭암 투병 중 별세했다.

김재홍

홍익대에서 서양화를 전공한 뒤 '인간과 자연은 하나'를 모토로 특유의 작품 세계를 구축, 수많은 개인전과 단체전을 열었다. 2004년에 직접 쓰고 그린 첫 그림책 《동강의 아이들》로 전 세계에서 2년에 단 한 권을 뽑아 수여하는 〈에스파스앙팡상〉을 수상했고, 2006년에는 《고양이 학교》로 〈앵코뤼티블 상〉을 수상했다. 2007년 《영이의 비닐 우산》으로 'BIB 어린이 심사위원상'을 받았다. 그린 책으로 《숲 속에서》《동강의 아이들》《영이의 비닐우산》《그해 가을》《무지개》등이 있다. 지금은 안양에서 어린이 책에 그림을 그리며 창작 활동을 병행하고 있다.

아가 마중

ⓒ 박완서, 김재홍

글쓴이 | 박완서 **그린이** | 김재홍
펴낸이 | 곽미순 **편집** | 이은영 **디자인** | 수정에디션

펴낸곳 | ㈜도서출판 한울림 **기획** | 이미혜 **편집** | 윤도경 윤소라 이은파 박미화 김주연 **디자인** | 김민서 이순영 **마케팅** | 공태훈 윤재영 **제작·관리** | 김영석
출판등록 | 1980년 2월 14일(제1980-000007호) **주소** | 서울시 영등포구 당산로54길 11 래미안당산1차A 상가
대표전화 | 02-2635-1400 **팩스** | 02-2635-1415 **홈페이지** | www.inbumo.com
블로그 | blog.naver.com/hanulimkids **페이스북** | www.facebook.com/hanulim **인스타그램** | www.instagram.com/hanulimkids
첫판 1쇄 발행 | 2011년 4월 25일
5쇄 발행 | 2020년 10월 12일
ISBN 978-89-58270-56-0 03810

* 잘못된 책은 바꾸어 드립니다.